COUP-D'ŒIL

SUR

QUELQUES RÉCENTES DISCUSSIONS

DE

CHIRURGIE PRATIQUE

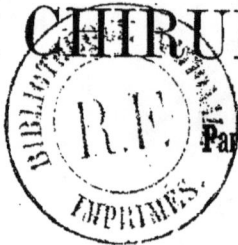

Par le Professeur SIRUS-PIRONDI

PREMIÈRE LEÇON DU SEMESTRE D'ÉTÉ 1880

RECUEILLIE

Par CONSTANTIN ODDO

Externe des hôpitaux de Marseille.

MARSEILLE

TYP. ET LITH. BARLATIER-FEISSAT PÈRE ET FILS
Rue Venture, 49

1880

COUP-D'ŒIL

SUR QUELQUES RÉCENTES DISCUSSIONS

DE

CHIRURGIE PRATIQUE

MESSIEURS,

Après avoir terminé l'étude des maladies communes aux divers tissus et de celles qui sont propres à chaque tissu de l'organisme, nous devons aborder, dans ce semestre, l'examen des maladies des régions, en d'autres termes, étudier les formes diverses que revêtent les maladies dites chirurgicales, selon qu'elles atteignent le crâne, la face, l'organe visuel ou l'ouïe, le cou, le tronc ou les membres.

Mais peut-être ne regretterez-vous pas que dans cette première réunion nous jetions un rapide coup d'œil sur les principales questions de clinique et de pathologie chirurgicales qui me semblent avoir reçu, dans ces derniers temps, une solution définitive, s'il pouvait y avoir quelque chose de définitivement arrêté dans la *marche* incessante de l'esprit humain. Et veuillez noter que j'emploie le mot *marche* de préférence à celui de *progrès*, par la seule raison qu'à mon avis, tous les changements (du moins dans notre profession) ne sont pas toujours un progrès ; et qu'en définitive, en médecine comme en chirurgie, on ne peut admettre un véritable progrès que là où l'on obtient plus sûrement et plus promptement que par le passé la guérison ou, pour le moins, l'amélioration des infirmités humaines.

Dans ce court examen rétrospectif, nous prendrons pour guide les principales questions qui se sont présentées et ont été discutées à la tribune de nos premières Sociétés savantes, et plus particulièrement au milieu de cette belle et intrépide phalange d'avant-garde qui constitue la *Société de Chirurgie*, de Paris.

I.

A l'appréciation de cette Société de chirurgie, M. le professeur Dubreuil, de Montpellier, a soumis un mémoire sur les applications du thermo-cautère aux grandes amputations. Ce travail est incontestablement rédigé par un praticien très-distingué, mais il n'a pu me convaincre, et je suis en nombreuse et puissante compagnie. Parmi les opposants, je trouve, en effet, MM. Verneuil, Le Fort, Tillaux, Trélat, Lannelongue et bien d'autres; et parmi les objections qu'on fait valoir, il faut compter en première ligne la longueur de l'opération et l'impossibilité d'obtenir la réunion par première intention. De l'aveu même de l'auteur, une désarticulation de la cuisse a duré trois quarts d'heure! Quant à la réunion immédiate, M. Le Fort a fait observer avec raison que s'il est permis de l'obtenir exceptionnellement lorsqu'on sectionne avec le thermo-cautère des parties très-molles, comme le tissu cellulaire sous-cutané, il faut absolument y renoncer lorsqu'on coupe des muscles et des tissus fibreux, sur lesquels on produit des surfaces escharifiées. Et, dans le premier cas, vaudrait-il encore mieux se servir de l'anse galvano-caustique.

Du reste, si le résultat final présenté par M. Dubreuil n'est pas encourageant, cela ne saurait infirmer l'utilité du thermo-cautère dans des conditions spéciales, et je citerai comme exemple l'application qu'en a faite avec succès M. Krishaber, dans son nouveau procédé de laryngotomie *intercricothyroïdienne.*

Vous aurez l'occasion, Messieurs, de constater par la suite et peut-être plus souvent qu'il ne le faudrait, que toute invention nouvelle expose à un abus d'application. A l'apparition de l'écraseur linéaire, on voulut l'employer un peu partout, voire même à l'amputation du sein. Aüjourd'hui son usage est mieux défini, les résultats qu'il donne sont généralement heureux, et il n'est chirurgien qui, en s'en servant, ne rende hommage à la mémoire de Chassaignac, qui a si grandement honoré la chirurgie française. Il en sera sûrement du thermo-cautère comme de l'écraseur.

II.

Le traitement des tumeurs blanches m'a toujours fortement intéressé, et j'ai suivi avec attention les essais pratiques tentés par M. le docteur Suchard de Lavey dans le service de M. de Saint-Germain, à l'Hôpital des Enfants. De prime abord, je l'avoue, les assertions par trop affirmatives de M. Suchard m'ont beaucoup surpris, car, pour qui connaît les nombreuses variétés des maladies articulaires désignées sous le nom de tumeurs blanches, il paraît difficile que le même traitement local, invariablement appliqué partout — et alors même qu'on le dit *aidé par une cure minérale* — puisse permettre à l'auteur d'affirmer que *toutes les tumeurs blanches soignées à l'aide de la méthode qu'il préconise (qu'elles soient suppurées ou non suppurées), toutes guérissent !* mais un mot d'abord sur cette méthode de traitement.

Importée de la Suisse en France, par M. Suchard, ancien interne des hôpitaux de Paris, elle fut, dit-on, communiquée par un médecin anglais (John Scott) à Mathias Mayor, d'excentrique mémoire, et transmise par lui à un médecin de Lausanne, lequel, à son tour, en a démontré les bienfaits à M. Suchard. Son application, d'ailleurs, est des plus faciles; voici comment on procède : Après avoir bien nettoyé et fortement frictionné le segment du membre malade de manière à y déterminer une vive rubéfaction, on recouvre ladite région d'un morceau de *lint*, ou charpie anglaise, enduit d'une couche épaisse d'une pommade composée par parties égales d'onguent napolitain double et camphré, et d'emplâtre de savon; une couche imbriquée de bandelettes de diachylon maintient l'emplâtre sur l'articulation malade, et on dispose sur le tout des bandes de cuirs flexibles, mais résistantes, sur lesquelles on déroule une bande de toile qui les presse et les moule pour ainsi dire sur la jointure, maintenue ainsi dans une immobilisation complète. Selon le degré d'abondance de la suppuration, si suppuration il y a, le pansement est renouvelé tous les huit ou quinze jours.

Ce traitement, ainsi que nous le disions tout à l'heure, a été appliqué sur plusieurs petits malades dans le service chirurgical de M. de Saint-Germain; et si lors du rapport fait à la Société de Chirurgie par M. Sée, on n'a pas pu constater que M. Suchard eût obtenu des guérisons complètes, on a cependant affirmé qu'une très-notable amélioration s'était manifestée chez la plupart d'entr'eux, voire même dans des conditions exceptionnelles. Ajoutons toutefois que le traitement local a été complété par l'emploi de l'huile de foie de morue.

Quelques essais qui nous sont personnels nous font espérer que la méthode préconisée par M. Suchard pourra donner des résultats satisfaisants si on l'emploie avec persévérance; et loin de m'arrêter à la question de savoir si, au bout du compte, l'amélioration, et peut-être la guérison, est due à la compression, à l'occlusion, à l'immobilisation ou au mercure, je préfère admettre que ces divers moyens agissent concurremment dans leur sphère d'activité. Du reste, même avant Velpeau, les préparations mercurielles avaient été, sauf erreur, préconisées par O'Beirn de Dublin, dans le traitement des tumeurs blanches; et quant à l'utilité de l'immobilisation, le mémoire si important lu par M. Verneuil à la Société de Chirurgie, a prouvé jusqu'à l'évidence combien il fallait redouter les mouvements imprimés prématurément aux articulations malades, et a fait bonne justice de l'opinion de ceux qu'il désigne si spirituellement par le nom d'ankilophobes.

En somme, aucun traitement dirigé contre la lésion locale

n'exclut l'usage des moyens généraux aptes à combattre la diathèse dominante; et celui dont nous venons de parler mérite d'autant plus l'attention des praticiens, qu'à tout prendre il est inoffensif, et que rien n'empêche, à un moment donné, d'avoir recours à une médication plus active, telles par exemple que les *injections modificatrices des fongosités articulaires*, avec quelques gouttes d'alcool additionnées d'une certaine quantité de sulfate de zinc, ou avec la solution phéniquée, au 40°, telles qu'elles ont été proposées avec faits à l'appui par le professeur Le Fort.

III.

Je crois devoir rappeler aussi, parmi les faits chirurgicaux qui ont produit quelque retentissement, la *névrotomie optico-ciliaire*, successivement proposée par M. Dianoux et par M. Abadie, pour remplacer l'énucléation de l'œil malade dans les affections oculaires d'ordre sympathique et assez graves pour exiger cette mutilation.

Nous aurons probablement l'occasion de vous parler plus tard de cette maladie fort dangereuse de l'organe visuel à laquelle on a donné le nom d'*ophthalmie sympathique.* Le point de départ de l'action réflexe étant l'œil malade, les chirurgiens anglais ont déjà réalisé un très-grand progrès, comme l'a si bien dit M. Giraud-Teulon, lorsqu'ils ont prouvé par des faits nombreux que l'énucléation de l'œil malade était l'*unique espérance de salut* pour l'œil encore sain.

Il ne faut pourtant pas méconnaître que l'énucléation laisse après elle une difformité considérable, et le succès n'est pas toujours assuré! M. Desprès a rappelé à ce sujet l'ancienne pratique, qui consiste à sectionner la cornée et le segment antérieur de la sclérotique comprimant le cercle ciliaire. En ménageant de petits lambeaux aux dépens de la cornée ou de la sclérotique, on obtient facilement une réunion immédiate des lèvres de la plaie, et l'opération n'a pas de suites sérieuses si l'on en juge par les faits cités par M. Desprès, et par celui dont nous avons été témoin quelque peu actif chez

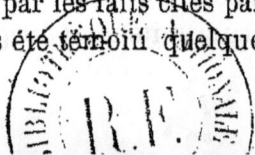

une malade opérée par M E. Meyer. Ici la réussite a été complète. Toutefois M. Maurice Perrin affirme que la guérison n'est souvent qu'apparente. Il n'est guère partisan non plus de la section des nerfs ciliaires, car, dit-il, si *tous* les nerfs ciliaires sont réellement détruits par l'opération, il est certain que tous les phénomènes d'irritation directe dans l'œil opéré et d'irritation sympathique dans l'autre cesseront; mais, en revanche, l'œil opéré subira fatalement des troubles trophiques qui amèneront la désorganisation de la cornée et finalement une fonte nécrobiotique du bulbe! Somme toute, en présence d'une ophthalmie sympathique grave, trois procédés chirurgicaux se trouvent à la disposition de la thérapeutique occulaire : l'énucléation de l'œil malade, la section du segment antérieur, la névrotomie optico-ciliaire, et sur cette question, comme sur bien d'autres, c'est à la clinique spéciale à nous dire le dernier mot.

IV.

Qu'il nous soit permis de considérer aussi comme un progrès notable les résultats obtenus par M. le docteur Magitot, dans ses essais de greffe dentaire. Je n'admets pas, Messieurs, qu'on puisse, pour longtemps encore, livrer les maladies des dents aux soins de personnes souvent très-habiles, mais plus souvent encore assez étrangères aux connaissances anatomiques et pathologiques les plus élémentaires. Par cela même faut-il applaudir aux importants chapitres que des chirurgiens distingués, à l'exemple de Hunter, d'A. Bérard et de Denonvilliers, consacrent à l'étude de cette spécialité médicale.

Le mémoire présenté par M. Magitot à la Société de Chirurgie nous semble offrir un tableau des plus complets de la question. On y divise en effet la greffe dentaire en trois groupes, qui sont :

La greffe par restitution;
La greffe par transplantation;
La greffe hétérotopique.

Mais l'auteur se borne, pour cette fois, à relater des faits de la première catégorie, et insiste même sur une variété particulière de la greffe par restitution; car, dit-il, avec raison, « il s'agit d'une opération chirurgicale qui a « pour objet d'enlever un organe à ses connexions normales, « d'en supprimer aussitôt une partie malade et de réintégrer « l'autre partie, restée saine, en son lieu primitif. »

La première idée d'une opération semblable a été émise par Hunter; une première application, au dire de M. Magitot, en a été faite en 1820 par Delabarre; Alquié, de Montpellier, en a publié un second exemple, en 1853, dans sa *Clinique Chirurgicale*; mais c'est surtout à M. Magitot qu'on doit aujourd'hui d'avoir posé les bases de cette utile application de la chirurgie conservatrice aux maladies dentaires, et cette méthode est étayée d'un nombre considérable d'observations.

V.

Quelque sommaire et partant fort incomplète que soit cette rapide revue rétrospective, le temps que je puis lui donner ne me permet pas, Messieurs, de vous entretenir de bien d'autres questions qui ne manquent pas d'intérêt; toutefois, partisan un peu enthousiaste, je le confesse, des admirables travaux de M. Pasteur, je ne terminerai pas sans vous rappeler que, parmi nos meilleures conquêtes chirurgicales, nous devons compter aujourd'hui celle qui est désormais à l'abri de toute contestation sérieuse et grâce à laquelle de grandes opérations peuvent être entreprises sans avoir à redouter l'action meurtrière de la septicémie, et avec de grandes chances d'une réunion par première intention, ce but idéal de tous les opérateurs.

A quoi et à qui sommes-nous redevables d'un pareil progrès? Pour répondre avec équité à cette interrogation, il faudrait pour ainsi dire refaire ici l'histoire des évolutions de la chirurgie, depuis le commencement de notre siècle. Nous ne citerons par conséquent que quelques noms.

Qu'à une époque assez reculée on ait parlé de l'utilité des pansements rares et de l'occlusion des plaies, et qu'on ait par conséquent apprécié de tout temps la fâcheuse influence de l'air sur les plaies béantes, cela est incontestable, car de tout temps aussi on a dû remarquer la différence de gravité qui existe, par exemple, entre une fracture *cachée* sous les parties molles et une fracture avec plaie extérieure, en d'autres termes, entre une plaie osseuse bien *abritée* et une plaie osseuse *exposée* ; mais c'est plus particulièrement Jules Guérin, croyons-nous, qui a insisté sur les avantages d'opérer à l'abri de l'influence atmosphérique. La théorie sur laquelle on voulait fonder la chirurgie sous-cutanée n'était pas juste ; soit. Des faits bien observés n'en demeuraient pas moins acquis· à l'épreuve clinique. L'essentiel, toutefois, restait encore à trouver, à savoir :

Pourquoi l'intervention de l'air sur les plaies était si redoutable ?

A M. Pasteur revient la gloire d'avoir trouvé et démontré, d'une manière irrécusable, *l'existence de ce pourquoi* ; de même qu'il est sur la voie de découvrir bien d'autres faits de nature à imprimer à la médecine un progrès considérable sous le double rapport de l'étiologie et de la transmission des maladies.

Soit dit d'abord en passant, le docteur Mojon, en 1832 ou 1833, à propos de la première invasion du choléra à Paris, avait déjà mis en avant l'opinion d'un germe ou virus animalisé. Mais ce qui n'était alors qu'une hypothèse (hypothèse qui a déjà été mentionnée dans notre *Relation historique et médicale* du choléra de Marseille), reçoit en ce moment un bien grand appui dans les curieuses autant que belles expériences de M. Pasteur, entreprises sur le choléra des poules. Et l'imagination plane réellement sur des horizons immenses lorsqu'on songe à quoi peuvent conduire des recherches de cette nature inspirées par le génie et dirigées par un grand savoir !

Mais revenons, Messieurs, à ce qui intéresse plus particulièrement les chirurgiens. Au fait, peu importe de décider, cliniquement parlant, s'il y a germes, ferment ou poison chimique dans ce qu'on admet sous le nom de *poison septique;* peu importe aussi de reconnaître *à priori* si ces bactéries (leur existence étant admise) sont ou ne sont pas complétement détruites par tel ou tel système de pansement. Que le poison septique existe nul ne le nie; qu'il ait produit, en tout temps, de grands ravages comme point de départ de l'infection purulente ou de la septicémie, personne n'oserait le contester d'une manière absolue. Dès lors, au point de vue pratique, dans l'intérêt des malades d'abord, pour l'honneur de la chirurgie ensuite, la question principale à laquelle il s'agit de répondre est la suivante :

Peut-on, à l'heure actuelle, tenter de grandes opérations avec infiniment moins de danger que par le passé? et peut-on obtenir plus facilement que par le passé la réunion par première intention, après de grands traumatismes ?

Rien n'est plus brutal que les chiffres, et à cette double interrogation répondent les nombreuses statistiques publiées en France et à l'étranger. Vous n'avez tout simplement qu'à prendre connaissance des diverses communications faites aux Académies, pendant l'année 1879, par MM. Panas, Trélat, Guyon, Le Dentu, Péan, Beaker de Strasbourg, Poinsot de Bordeaux, et bien d'autres. Elles vous démontreront d'une manière irrécusable qu'à l'heure actuelle, et dans tous les pays, aucun chirurgien instruit, fort de sa science et de la sûreté de ses mains, n'hésite plus à entreprendre (et on réussit dans la majorité des cas) l'ovariotomie, la laparotomie, la résection des grandes articulations, l'opération de Porro, c'est-à-dire l'amputation utéro-ovarique à la suite de l'opération césarienne; et il ne recule même pas devant la nécessité de mutilations incroyables, telles que celles imposées à Langenbek de Berlin, et à Azzio Caselli de Reggio-Emilie, par de vastes tumeurs épithéliales déjà ulcérées et qui avaient envahi le larynx, le pharynx, le voile du palais et les deux amygdales !

Et, en définitive, à qui revient une bonne part du succès de ces courageuses tentatives? Qui l'a en quelque sorte préparé? M. Pasteur d'abord, Lister ensuite, sans oublier M. Alphonse Guérin, qui a également contribué à l'œuvre. A M. Pasteur, qui a développé et soutenu, avec une chaleur et une passion bien permises, la doctrine des germes; et à MM. Lister et Al. Guérin, au premier surtout, qui, en adoptant cette doctrine avec une salutaire conviction, ont mis en œuvre tout ce que la prudence la plus minutieuse pouvait imaginer pour garantir les plaies d'une dangereuse contamination.

Lisez, Messieurs, le remarquable livre de M. Lucas Championnière sur la *Chirurgie antiseptique*; appropriez-vous les importants préceptes qu'il enseigne sur l'exacte application du pansement de Lister, faites-en l'essai chaque fois que l'occasion s'en présentera, et vous partagerez probablement son enthousiasme et le mien pour le génie de Pasteur et pour l'admirable application qu'on a su faire de ses découvertes.

Exercez-vous donc, Messieurs, et dès vos premiers pas dans les services hospitaliers, au maniement des divers procédés de pansement qui constituent la grande méthode antiseptique. Comme l'a fort bien dit M. Farabœuf, cette nouvelle méthode de pansement est aujourd'hui adoptée par toute l'Europe; l'emploi des agents anti septiques n'exclut nullement d'ailleurs celui du draînage et de l'occlusion, et son adoption n'empêche personne d'y ajouter chaque jour les perfectionnements que l'expérience peut indiquer; mais, telle qu'elle est déjà, et grâce à elle, la chirurgie la plus hardie ne doit plus être accusée de témérité, puisque dans ses plus grandes entreprises la guérison est presque la règle et l'insuccès une exception.

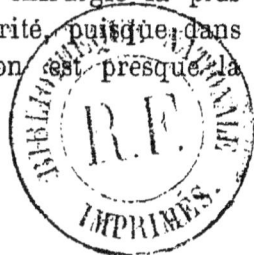

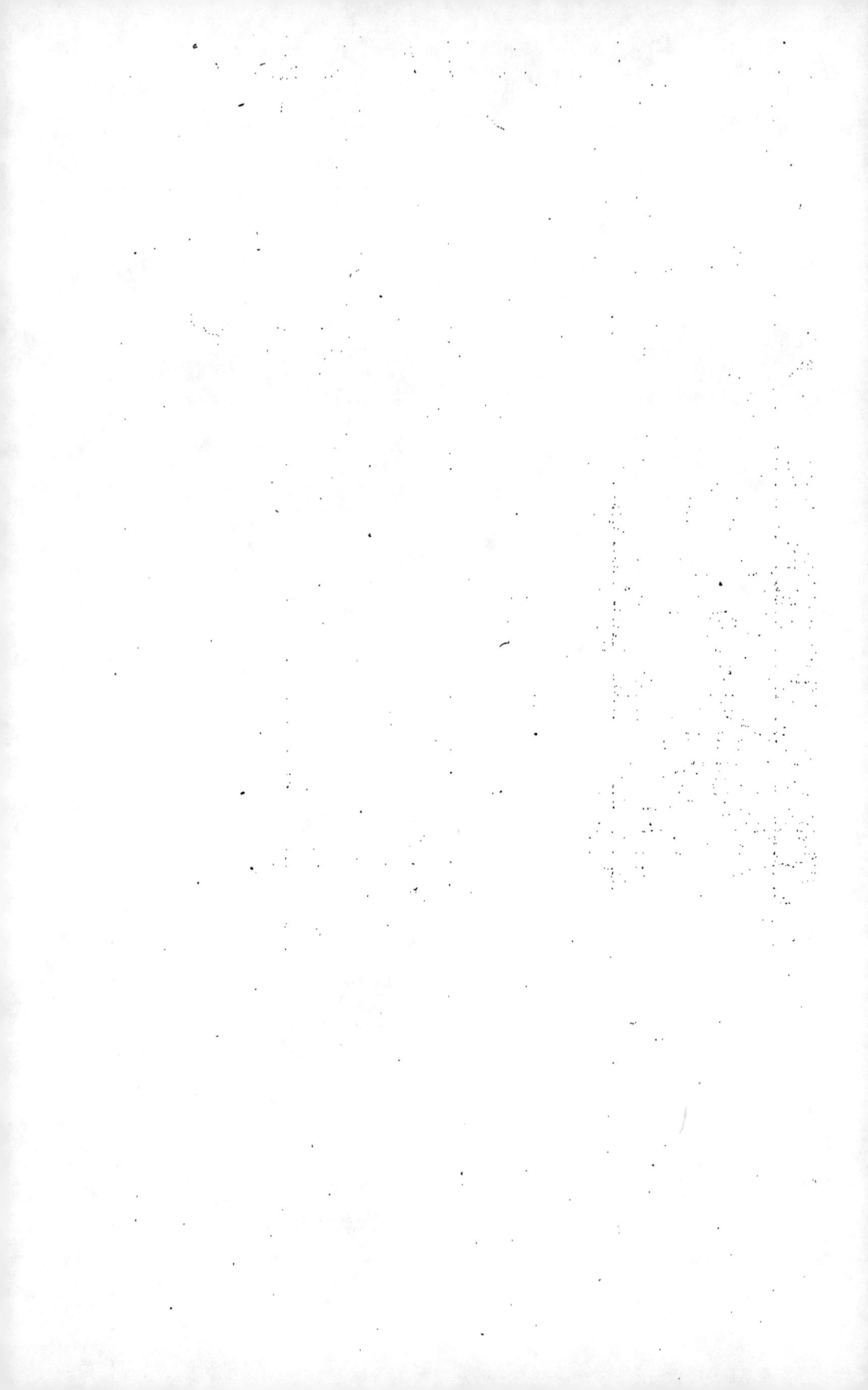

www.ingramcontent.com/pod-product-compliance
Lightning Source LLC
Chambersburg PA
CBHW050359210326
41520CB00020B/6378